DE L'ARGENT

COLLOÏDAL

TEXTES DE

ARNOLD NETTER

Nielrow Éditions : avril 2018

Avant-propos de : Nielrow

ISBN : 978-2-9559619-6-4
Portrait de Netter : source Biusante
Couverture : Extrait du catalogue général des instruments de chimie
Mouillot-1888 – source : Biusante

ARNOLD NETTER
(1855-1936)

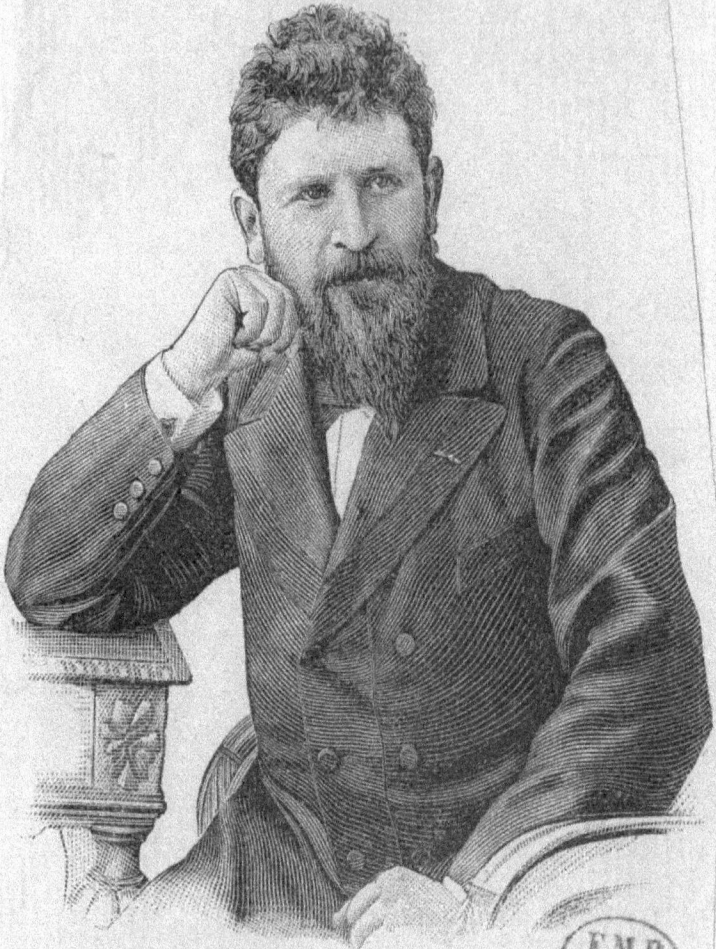

M. le Dr Arnold NETTER,
Professeur agrégé à la Faculté de Médecine,
Médecin des Hôpitaux de Paris.

Cliché A. Gerschel, Paris.

DE L'ARGENT COLLOÏDAL

TABLE

AVANT-PROPOS

L'argent (Ag) est un métal utilisé depuis la nuit des temps, du moins depuis que l'humain s'est escrimé à tirer de son environnement de quoi améliorer son sort dans tous les domaines, et notamment dans celui de son bien-être et de sa santé. Les sorciers, les guérisseurs, les alchimistes, barbiers plus ou moins médecins, puis les médecins plus ou moins agréés du XIXème siècle pour en venir à nos médecins des XXème et XXIème siècles, tous connaissaient et connaissent les propriétés extraordinaires de l'argent.

Ce métal connaît actuellement des utilisations multiples allant des vêtements jusqu'aux peintures en passant par les emballages ou les produits désinfectants. Concernant l'argent colloïdal qui fut encensé, puis décrié, puis ignoré, puis redécouvert, puis re-décrié... nous en sommes aujourd'hui nulle part si on se tourne vers les autorités de santé. L'industrie alimentaire utilise l'argent (Additif E174 par exemple), la pharmacie l'a beaucoup utilisé jadis et naguère, mais l'utilise moins de nos jours, la parapharmacie l'utilise grandement car sa vente s'avère rémunératrice ; aussi, le public ne sait pas trop où donner sa confiance les produits contenant de l'argent. Or, la confiance ne suffit pas envers un produit destiné à améliorer l'état de santé de l'humain. Bizarrement, le politique français reste sur la défensive, et toute la filière médicale suit. On a dit que l'argent colloïdal (re)devenu un médicament à part entière, serait la ruine des laboratoires pharmaceutiques. C'est faux, et on ne voit pas pourquoi ces entreprises ne pourraient pas fabriquer le produit avec profits. Par contre le coût de sa fabrication est élevé et c'est plutôt à la sécurité sociale qu'il faudrait reprocher sa prudence sinon son ostracisme envers l'argent colloïdal. Pourtant objecterez-vous, elle rembourse les "médicaments" homéopathiques dont l'action est plus que sujette à caution... Allez comprendre.

Ce que nous retiendrons de l'argent colloïdal c'est qu'il est efficace et sans danger à condition qu'il soit fabriqué dans les règles de l'art. Ces règles qui, au XIXème siècle et au début du XXème n'étaient pas, par la force des choses et de l'état des connaissances, respectées. Et pourtant les succès, les guérisons eurent lieu, à tel point que certains médecins ont pu crier aux miracles. Nous n'irons pas jusque-là car il n'y a aucun miracle en médecine. Tout effet ayant une cause, il suffit comme dirait La Palice, de chercher la cause et surtout de la trouver. Notre avis est que les insuccès enregistrés par des médecins avec l'argent colloïdal, sont dûs à de mauvaises applications du produit, une insuffisance quantitative du produit, un suivi erratique, l'emploi simultané de médicaments lesquels ont déclenché d'autres symptômes ; peut-être certains patients ne répondent-ils point à l'action du produit, ou enfin le produit lui-même n'étant pas un remède-miracle, ne guérit pas tout non plus.

Cependant, un produit, comme l'argent colloïdal, qui est actif sur les virus et les bactéries nocives et cela sans effets secondaires peut prétendre au qualificatif d'excellent. On lui attribue d'autres vertus, mais les éléments de connaissance objectifs – par défaut d'études - ne permettent pas de les inclure dans la liste de ses bienfaits. En tout cas il semble qu'un très grand nombre de bactéries et de virus n'aient pas le pouvoir de contrer l'action de l'argent colloïdal, comme cela se passe avec les antibiotiques.

Ce pouvoir est en partie expliqué par la science ; l'argent inhibe le fonctionnement des bactéries et des virus par simple contact en attaquant leur structure externe, leur enveloppe. Ce qui explique aussi le fait que l'argent ne soit pas en même temps délétère pour les bonnes bactéries du corps humain, est qu'elles ne présentent pas les mêmes structures.

L'argent colloïdal agit, oui, mais à condition qu'il soit pur. Il faut donc être prudent sachant que les sels d'argents qui peuvent se former à cause d'impuretés dans l'eau, peuvent, eux, être toxiques, même s'ils sont été et sont encore employés en pharmacopée. De l'argent pur dans une eau pure, voilà ce qu'il est nécessaire. Vous pouvez bien sucer un bâton d'argent, cela n'aura pas de conséquences immédiates graves, et même cela s'avérera un peu efficace, et si on s'est servi pendant des siècles de couverts et d'ustensiles en argent c'est qu'il y avait une raison. Mais avaler du nitrate d'argent, lequel est utilisé en pharmacie, aura des conséquences à terme. C'est ce qui s'est produit dans certains cas il y a une centaine d'années où les traitements appliqués aux patient ne tenaient pas de l'argent colloïdal mais de sels d'argent divers plus ou moins toxiques à terme et ainsi observer des (rares) effets d'argyrie. Aujourd'hui la qualité de l'argent colloïdal est telle – quand le produit est commercialisé par des laboratoires sérieux – que les critiques émises à l'époque tombent d'elles-mêmes.

Maintenant, est-ce à dire que l'argent colloïdal est un remède universel ? Certainement pas, car si un seul produit terrestre l'était, ce serait certainement miraculeux. Et nous ne croyons pas aux miracles. Mais ses applications sont très étendues et bien probablement plus efficaces que les antibiotiques que des médecins inscrivent sur leurs ordonnances pour soigner un rhume ou un rhume des foin. Si, si, ça existe. Molière pas loin. Remarquons que la recherche moderne n'est jamais venue à bout du simple coryza, sinon par des artifices qui ne guérissent rien et qui ne font que soulager et encore. Par contre les anciens parvenaient à éviter les désagréments du rhume et du nez qui pique et les éternuements, grâce à l'argent, colloïdal ou pas. Il ne faut donc pas demander l'impossible à l'argent colloïdal. Si vous vous tranchez la main avec votre hachoir de cuisine, l'argent colloïdal ne vous fera pas repousser une autre main. Soyons clairs. Mais si vous avez un abcès sur une gencive qui vous fait mal à une dent, le produit fera effet en bains de bouche de quelques minutes réitérés plusieurs fois dans la journée. Et une visite chez le dentiste s'imposera tout de même. Vous auriez pu tout aussi bien utiliser des antibiotiques fort prisés des laboratoires, mais ils auraient fait un sort à votre flore intestinale vous obligeant à prendre une autre médication pour y pallier. Autant ne rien prendre et attendre le dentiste.

Si nous parlons sans frein de l'argent colloïdal, c'est que nous l'utilisons personnellement et que nous affirmons qu'il s'agit d'un produit efficace. Aucun médecin ne nous a prescrit ce produit, mais aucun d'eux ne nous l'a formellement déconseillé. Ils seraient d'ailleurs de mauvaise foi, sachant que beaucoup de médecins l'utilisent pour eux-mêmes.

Chacun trouvera sur l'internet des listes de pathologies sur lesquelles l'argent colloïdal est ou serait efficace. Elles ne sont ni exhaustives ni absolument toutes pertinentes, et nous resterons quant à nous sceptiques concernant l'action de l'argent colloïdal sur certaines pathologies. En tout cas il agit d'une manière efficace sur beaucoup de bactéries et de virus, ce qui n'est déjà pas mal, sachant qu'il n'est pas un produit homéopathique, mais allopathique qui doit être utilisé en quantités assez importantes aux dosages habituels.

Les deux textes d'Arnold Netter reproduits ici forment un rendu de justice à ce médecin qui a été un des défenseurs en France du traitement des maladies infectieuses par l'argent colloïdal. Dans le premier, il se montre plutôt réservé quant à l'action bactéricide de l'argent colloïdal. Dans le second, il va beaucoup plus loin et suit expérimentalement Carl Credé, gynécologue allemand, spécialiste de l'argent colloïdal qu'il nomme Collargol, nom déposé qui a connu un grand succès à partir des années 1900.

Ces textes sont également une preuve que l'argent colloïdal a sauvé bien des vies dans les cent-vingt dernières années et qu'il serait aujourd'hui bien présomptueux et imprudent de faire fi de son efficacité.

Nielrow.

DE L'ARGENT COLLOÏDAL

EMPLOI DE L'ARGENT COLLOÏDAL DANS LES MALADIES INFECTIEUSES

(IN GAZETTE HEBDOMADAIRE DE MÉDECINE ET DE CHIRURGIE – SOCIÉTÉ MÉDICALE DES HÔPITAUX – SÉANCE DU 12 DÉCEMBRE 1902 – SOURCE BIBLIOTHÈQUE INTERUNIVERSITAIRE DE SANTÉ)

Credé (de Dresde) a introduit, en 1897, dans la thérapeutique, l'argent colloïdal (ou collargol), état allotropique de l'argent sous lequel il est soluble dans l'eau et dans les humeurs de l'organisme.

L'argent colloïdal est surtout employé en frictions, sous forme de pommade à 15 pour 100 (onguent de Credé) et en injections intraveineuses de solution à 1 pour 100 ou 200. La quantité d'onguent employée dans une friction est de 1, 2, ou 3 grammes, suivant qu'il s'agit d'un enfant, d'un adolescent ou d'un adulte. Pour les injections intraveineuses, la quantité habituelle de collargol varie de 3 à 5 centigrammes.

Le collargol peut être manié sans danger d'intoxication. Le cheval supporte 1 gramme en injection intraveineuse. Un lapin sain a pu recevoir 10 centigrammes.

Depuis les premières communications de Credé, le collargol a été employé avec succès par un grand nombre de médecins et de vétérinaires de divers pays dans des maladies très diverses. On a cité nombre de guérisons merveilleuses.

M. Wenckebach (Groningue) a rapporté l'histoire de deux malades, guéris au moyen de ces injections, d'une endocardite infectieuse très grave. Les injections ont amené un arrêt immédiat de la fièvre quarte dans un cas, bi-quotidienne dans l'autre. Elles n'ont pas seulement fait disparaître les accidents généraux d'infection, elles ont été suivies du retour ad integrum des altérations de l'endocarde.

M. Klotz, de Dresde, a obtenu un résultat aussi merveilleux dans une endocardite septique.

Encouragé par ces exemples, j'ai employé, à mon tour, cette médication et j'en communique les premiers résultats.

J'ai choisi dix observations d'ordre très différent. J'ai pratiqué les injections intraveineuses dans une péricardite généralisée grave et dans une pneumonie avec épanchement purulent. Dans la péricardite j'ai obtenu un abaissement immédiat de la fièvre qui avait disparu trois jours après l'injection. Les signes de frottement ont rétrocédé très vite et l'état général s'est rapidement rétabli. La pneumonie, chez le deuxième malade, a pris fin le sixième jour, et à ce moment, l'épanchement purulent était résorbé.

Une méningite cérébro-spinale suppurée a été modifiée avec la même soudaineté : apyrexie le lendemain de la friction et convalescence très rapide.

Les résultats n'ont pas été moins satisfaisants dans une scarlatine grave, dans deux angines diphtériques toxiques, dans trois fièvres typhoïdes adynamiques. Dans une tuberculose aiguë ulcéreuse à forme broncho-pneumonique les frictions ont fait rapidement disparaître la fièvre en même temps qu'elles amenaient une modification notable de l'état général avec retour de l'appétit et des forces.

La dernière observation, d'ordre médico-chirurgical, est celle d'un médecin atteint de pyohémie à manifestations graves et multiples, chez lequel l'amélioration a été presque instantanée à la suite d'une friction unique au collargol. Le malade et la religieuse qui avait fait la friction ont ressenti, au bout de 6 heures, un goût métallique très marqué. Le retour des forces, de l'appétit, la liberté des mouvements ont fait leur apparition dès le lendemain. Le collargol, dans ce cas, est apparu à la surface de la plaie de la néphrotomie qui venait dû être pratiquée à ce confrère, et dans l'urine.

Ces cas si divers donnent une idée des applications variées qui pourront être faites de cette médication. Nous y voyons la pyohémie côtoyer la tuberculose aiguë ulcéreuse, la méningite cérébro-spinale figurer en face de la pneumonie et de la pleurésie, l'endocardite et la péricardite en même temps que la diphtérie grave, la scarlatine et la fièvre typhoïde. La liste peut être singulièrement allongée. Il faut y faire figurer tout au moins les suppurations diverses, les manifestations puerpérales, le rhumatisme, le charbon, etc.

On ne devra pas s'attendre à guérir tous les malades et nous avons rencontré des cas moins favorables. Le collargol n'est pas une panacée et son emploi ne fera pas renoncer, dans chaque maladie, à l'usage des médications consacrées par l'expérience. Mais c'est un agent précieux, que nous ne saurions trop recommander.

La pathologie expérimentale ne nous a pas encore donné une explication satisfaisante du mode d'action du collargol. Credé avait été amené à l'employer en raison du pouvoir antiseptique considérable des composés de l'argent et de leur absence de toxicité.

Le collargol a un pouvoir bactéricide assez faible. Une solution à 1 pour 30 met 10 heures à tuer le staphylococcus aureus. Il a une action empêchante marquée : 1 de collargol pour 6000 s'oppose au développement de l'aureus dans les milieux de cultures. Les injections de collargol ont, le plus souvent, échoué dans le traitement des infections expérimentales. Il est vrai que l'on ne peut conclure de celles-ci à la pathologie humaine où le nombre des bactéries en circulation dans le sang est infiniment plus faible. Il n'est pas certain, du reste, que le collargol agisse comme antiseptique. Peut-être y a-t-il neutralisation des toxines, ce qui cadrerait avec la rapidité remarquable des modifications de l'état général. Il y a peut-être stimulation du pouvoir défensif de l'organisme, ou action catalytique.

Si le mécanisme de l'action du collargol reste vague, cette action favorable n'en est pas moins établie dans beaucoup de maladies, et il convient d'en profiter.

L'ARGENT COLLOÏDAL (COLLARGOL) ET SES APPLICATIONS THÉRAPEUTIQUES

PAR NETTER, AGRÉGÉ, MÉDECIN DE L'HÔPITAL TROUSSEAU
ET SALOMON, INTERNE DES HÔPITAUX

(IN LA PRESSE MÉDICALE DU 11 FÉVRIER 1903 – SOURCE
BIBLIOTHÈQUE INTERUNIVERSITAIRE DE SANTÉ)

I. HISTORIQUE. POUVOIR ANTISEPTIQUE DE L'ARGENT.

Il y a déjà fort longtemps que les propriétés anti fermentescibles de l'argent ont été constatées, et il a toujours été de notion courante dans le peuple que certains mets se conservent mieux dans des vases d'argent et que, quand on met de l'argent sur une plaie, on ne risque pas d'y voir s'y mettre la suppuration. Depuis un temps immémorial on applique en Thessalie des pièces d'argent à la surface des plaies (Floras) et une pareille pratique aurait cours dans certaines régions de l'Italie pour le traitement de l'érysipèle.

Dans le domaine scientifique, les propriétés antiseptiques de l'argent ont également, depuis déjà plusieurs années, attiré l'attention des chercheurs. En 1869 [1], Raulin avait montré que le nitrate d'argent empêchait le développement de l'aspergillus niger à la dose de 1 pour 1.600.000, alors que le sublimé n'arrêtait ce développement que pour une proportion de 1 pour 512.000. Raulin a vu de même que l'aspergillus ne donne que des traces à peine appréciables de mycélium dans un vase d'argent. Cette particularité, dit-il, s'explique par l'action chimique du liquide artificiel sur le métal, qui se transforme en proportion très minime de sel d'argent lequel réagit à son tour sur le développement du mycélium. Miller, Behring, Schill, Vincent, Straus avaient étudié les propriétés antiseptiques de l'argent au point de vue expérimental. En France, M. Lamarre (de St-Germain-en-Laye) avait remarqué les bons effets de l'argent dans un grand nombre de maladies, mais c'est surtout à Beyer et à Credé 2 [2] que revient le mérite d'avoir introduit dans la thérapeutique, et d'avoir vulgarisé, l'emploi de l'argent. Hanté par l'idée que l'asepsie en chirurgie n'était pas toujours réalisable rigoureusement, et qu'il pouvait résulter les plus graves complications de la moindre erreur dans cette méthode idéale, il s'attacha à trouver un antiseptique suffisamment inoffensif et non irritant qui, sans remplacer l'asepsie, devait la compléter, et devait être efficace également comme désinfectant pour les plaies septiques. En 1895, Credé apprit de Halsted, chirurgien de Baltimore [3], les propriétés antiseptiques de l'argent en lames appliqué sur les plaies ; à cette époque, il avait déjà essayé, mais bien vite abandonné, outre l'argonine et l'argentamine, le nitrate d'argent déjà préconisé par son père pour la prophylaxie de l'ophtalmie des nouveaux-nés ; aussi accepta-t-il cette méthode avec enthousiasme et s'attacha-t-il à la perfectionner. Comme Halsted, il obtint de bons effets de l'emploi des feuilles d'argent métallique, mais ayant vu que celles-ci se dissolvaient au contact des liquides sécrétés par les plaies et expérimentalement au contact des substances sécrétées par les microbes, pour former du lactate d'argent, il eut l'idée d'employer ce sel et passa également en revue la plupart des composés organiques de l'argent ; il s'arrêta au lactate (lactol) soluble à 1 pour 15 et surtout au citrate d'argent (citrol) peu soluble (1 pour 3800), qui lui donnèrent de très bons résultats comme antiseptiques, aussi bien dans le traitement des plaies que pour les opérations chirurgicales et la désinfection des mains et des instruments. Mais ces deux sels coagulent, dans une certaine mesure, les liquides albumineux ; ils ont, de plus, une action légèrement irritante, et ne peuvent, par suite, être employés dans les affections médicales sous la peau, dans le tube digestif ou dans les veines ; et c'est alors que Credé s'adressa à une forme allotropique de l'argent, découverte en 1889 en Amérique, par Carey-Lea, l'argent colloïdal que l'usine de Heyden fournit depuis 1896, sous le nom de collargolum Credé.

La première mention de ces recherches fut faite au Congrès de Moscou, en 1897 [4] , et, depuis cette époque, Credé a employé l'argent colloïdal dans le traitement de maladies infectieuses, chirurgicales et médicales ; divers médecins à sa suite préconisèrent cette méthode, elle fut même employée en médecine vétérinaire ; de tous côtés furent publiées des observations, les unes enthousiastes, les autres beaucoup plus réservées ; nous verrons, chemin faisant, ce qu'il faut penser des unes et des autres.

II. ETUDE DE L'ARGENT COLLOÏDAL. MODES D'EMPLOI.

L'argent colloïdal ou collargol se présente sous forme de petits grains noirs à reflets métalliques, s'écrasant facilement. Il n'a pas d'odeur et son goût n'est pas trop désagréable, il n'est nullement caustique ni irritant. Il se dissout dans l'eau dans une proportion de 1 pour 25 Les solutions ont une couleur brune, olivâtre ou noirâtre, rappelant certaines bières foncées. Nous ne nous attarderons pas à l'étude chimique de ce corps ; disons seulement qu'on l'obtient en mettant en contact du sulfate ferreux avec du citrate d'argent ; il se fait un précipité noir qu'on lave, puis qu'on dessèche dans le vide.

Comme nous l'avons déjà dit, l'argent colloïdal est très soluble dans l'eau (1/25), mais il ne s'agit pas là, à proprement parler, d'une solution, mais seulement d'un état de suspension de particules très ténues, puisqu'elles auraient $0^{mm}0005$ environ et ne sont pas toujours décelables au microscope. Les acides et les sels précipitent l'argent des solutions, et celles-ci sont rendues plus faciles et plus stables par la présence d'une petite quantité d'albumine. En effet, l'addition d'albumine, même en petite quantité (1 pour 100), empêche l'argent colloïdal de se précipiter de ses combinaisons albumineuses au contact des sels et de se laisser transformer en d'autres composés, et l'on conçoit tout l'intérêt que présente cette propriété pour l'emploi thérapeutique du collargol.

Credé, après avoir expérimenté pour l'introduction de l'argent colloïdal dans l'organisme, les voies gastriques, cutanées, sous-cutanées et intraveineuses, a à peu près complètement abandonné la voie sous-cutanée ; il réserve la voie digestive pour les affections du tube gastro-intestinal, et, finalement, s'en tient à peu près exclusivement au mode d'administration par les frictions ou par les injections intraveineuses. Credé emploie pour les frictions un onguent contenant 15 parties de collargol pour 100 parties d'axonge benzoïnée avec 10 pour 100 de cire blanche ; à l'hôpital, nous prenons comme excipient un mélange de vaseline et de 20 pour 100 de lanoline. Credé conseille, pour chaque friction, 1 gramme, 2 grammes ou 3 grammes de pommade, suivant l'âge du sujet. Pour les injections, il se sert généralement d'une solution à 1 pour 100 dans de l'eau distillée, parfois seulement une solution à 1 pour 200, parfois aussi une solution à 2 pour 100 ; il recommande aussi de ne pas faire la solution à chaud, car le collargol supporte très mal la chaleur et se précipite. Pour l'administrer par la voie gastrique, Credé a recours à une solution contenant 0 gr. 5 de collargol, 0 gr. 5 d'albumine de l'œuf pour 50 grammes d'eau distillée, ou à des pilules contenant 0 gr. 01 de collargol pour 0 gr. 10 de sucre de lait.

Pour prévenir l'infection après les opérations chirurgicales sur le péritoine et l'utérus, Credé introduit dans la séreuse ou la cavité utérine, à la fin de son intervention, une à quatre pilules de 0 gr. 05 de collargol [5]. Cette pratique est justifiée par des expériences de Schlossmann, dans lesquelles cet auteur constate que des cultures microbiennes peuvent être introduites sans inconvénient dans le péritoine du lapin si on y place en même temps une certaine quantité de collargol.

Précisons la technique employée par Credé, que nous croyons très importante aussi bien pour *les frictions* que pour les *injections intraveineuses*, à tel point que nous sommes convaincus qu'une grande partie des objections faites à la méthode doivent tenir à des erreurs dans cette technique. Credé recommande en effet *pour les frictions* de mettre la peau dans un état qui lui permette d'absorber facilement ; pour cela il faut préparer la région, qui sera frictionnée, absolument de la même façon qu'un champ opératoire :

la région doit être savonnée, brossée, lavée à l'éther ; en un mot les pores doivent être rendus perméables et la circulation locale doit être devenue le plus énergique possible pour faciliter l'absorption. Quant à la friction, elle sera faite énergiquement, presque comme un massage, pendant quinze à vingt minutes, bien que Beyer ait rapporté des cas où l'absorption fut constatée après une simple onction. Credé recommande de faire ces frictions à distance des régions malades, de façon à n'être nullement gêné par la douleur du patient. Toutes les peaux, d'ailleurs, ne seront pas également susceptibles d'absorber et ce moyen sera inapplicable aux obèses, aux peaux infiltrées, ainsi qu'aux peaux trop sèches et trop ridées. On choisira de préférence pour y faire les frictions les plis articulaires, la face interne des cuisses, et on recouvrira la région après la friction avec une toile imperméable.

Nous avons dit déjà que les injections *sous-cutanées* devront être réservées à des cas exceptionnels et nous n'y insisterons pas. Quant aux *injections intraveineuses* on les pratiquera de préférence au pli du coude ou plutôt encore sur telle veine qui sera plus apparente et paraîtra plus facilement abordable. On pourra se servir pour aborder le vaisseau de n'importe quel modèle d'aiguille ; nous avons l'habitude chez les enfants d'employer une aiguille à biseau très court ou encore un petit trocart avec canule s'adaptant à la seringue de Roux. Quand, après avoir pris les précautions d'asepsie nécessaires et avoir placé une ligature élastique à la partie supérieure du membre pour rendre la veine plus saillante, on a fait pénétrer l'aiguille, on s'assurera qu'elle est bien dans le vaisseau en laissant s'écouler un peu de sang, ce qui permettra le plus souvent d'éviter un petit incident que nous avons vu se produire quelquefois, surtout lorsque nous employions les aiguilles à biseau ordinaire, c'est la distension de la gaine péri-veineuse avec formation d'un petit nodule induré qui ne se résorbe que lentement. La quantité de liquide injecté sera variable suivant les cas et l'âge du malade, Credé chez les adultes et dans des cas très graves n'a guère dépassé 10 centimètres cubes, et la quantité de collargol injectée habituellement est de 20 à 50 milligrammes en solution à 1 pour 100 ou 1 pour 200.

Disons de suite que l'injection intraveineuse est très bien supportée par les malades et que bien que son emploi ait été très répandu à l'étranger on n'a pas encore signalé d'accidents du côté de la circulation provoqués par ces injections. D'ailleurs Credé ne les employa chez l'homme qu'après avoir vu Dieckerhoff les pratiquer chez le cheval avec succès ; et on peut employer le collargol par la voie veineuse à des doses bien supérieures aux doses habituelles puisqu'on a pu sans accident introduire en une fois cinq grammes de collargol dans les veines d'un cheval et que Cohn a pu en injecter 1 décigramme dans la veine de l'oreille d'un lapin de 2110 grammes.

On n'observe jamais d'intolérance aux doses recommandées ; et jusqu'à présent personne n'a signalé d'argyrisme après l'emploi de l'argent colloïdal. A peine peut-on mentionner le goût métallique ressenti par les malades cinq ou six heures après la friction, goût qu'ont même parfois accusé les personnes qui avaient pratiqué cette friction, preuve que le médicament est absorbé rapidement.

Le seul incident à noter après l'injection intraveineuse est l'ascension passagère de la température, parfois accompagnée d'un frisson, déjà notée par Credé, plus rare depuis que le produit est livré sous une forme plus pure, et qui avait surtout été observée chez les animaux par les vétérinaires (Röder, Dieckerhoff).

III. EMPLOI DE L'ARGENT COLLOÏDAL EN PATHOLOGIE VÉTÉRINAIRE.

Comme le fait remarquer avec raison Credé les vétérinaires ont fait dès le début bon accueil au collargol. Ils ont les premiers montré le parti que l'on peut tirer des injections intraveineuses dont ils établirent l'innocuité. Ils ont fourni en même temps des preuves de l'efficacité de la méthode contre des maladies réputées jusque-là incurables. Nous ne citerons pas toutes les maladies des animaux contre lesquelles l'argent colloïdal s'est montré efficace. Nous ne nous arrêterons qu'à la septicémie hémorragique du cheval, au charbon et à la diphtérie des veaux. En 1898, le professeur Dieckerhoff [6], de Berlin, emploie les injections intraveineuses d'argent colloïdal chez des chevaux atteints de *septicémie hémorragique*, maladie des plus graves. Il obtient une guérison très prompte. La dose employée est de 0,50 centigrammes, et il convient de répéter les injections dans les cas graves. De nombreux vétérinaires confirment les heureux effets du collargol dans des cas analogues, et d'après Beyer le nombre des cas traités et guéris de la sorte était en 1902, de plus de 60.

Nous ne connaissons qu'un cas de *charbon* chez le bœuf guéri par les injections de collargol. Il est dû à Krüger. Ce charbon intestinal des plus graves guérit après une injection intraveineuse de 5 grammes de collargol (250 centimètres cubes d'une solution à 2 pour 100). L'amélioration a été des plus promptes.

Les applications du collargol au traitement de la *dysenterie des veaux* sont plus intéressantes encore. Il s'agit d'une affection épidémique très grave, à peu près constamment mortelle qui dans certaines étables, frappe presque tous les veaux dans les jours qui suivent la naissance.

Le vétérinaire Evers [7] a le premier montré les bons effets des injections du collargol.

Dans des étables où 60 à 90 pour 100 des veaux succombaient ainsi à la dysenterie, Evers préserve tous les veaux en faisant pendant les trois jours qui suivent la naissance des injections de cinq centigrammes de collargol dans la jugulaire.

Dans un premier domaine infecté 22 animaux sont traités de cette façon. Aucun ne devient malade, tandis que sur les veaux témoins non injectés, 3 prennent la dysenterie et meurent.

Dans une autre exploitation, 15 veaux injectés sont également respectés alors qu'avant l'emploi du collargol, 6 veaux venaient de succomber à la dysenterie.

Evers, employait concurremment aux injections de collargol, l'administration d'itrol par la bouche. Il attribue les bons résultats à l'emploi du collargolum.

Dans les cas suivants relatés par Stampff [8], le collargol a été employé seul.

Dans une exploitation rurale la dysenterie des veaux régnait à l'état endémique du 1er décembre 1898 au 30 novembre 1901, la proportion des veaux morts de dysenterie a varié de 30 à 40 pour 100 toute l'année s'élevant à 63 et même 87 pour 100 dans les mois où la dysenterie est la plus fréquente.

A partir du 28 novembre 1901, tous les veaux sont soumis à des injections intraveineuses d'argent colloïdal dans les 24 heures qui suivent la naissance. La dose injectée est de 0,05.

Sur 79 animaux traités de cette façon aucun ne contracte la dysenterie. L'immunité des veaux est bien due aux injections. En effet, deux veaux nés dans la ferme le 13 décembre 1901 n'ont pas été injectés. Tous deux sont pris de dysenterie et meurent le premier le 14, l'autre le 15 décembre.

Deux veaux nés en dehors de l'établissement et amenés avec leur mère, le 21 janvier 1902, âgés de 48 heures et parfaitement bien portants ne sont pas inoculés. Tous deux prennent la dysenterie, l'un le 23, l'autre le 24 janvier et meurent rapidement.

Chez deux animaux enfin l'injection du collargol fut faite plus tard, 28 et 36 heures après la naissance. Ils furent tous deux atteints de dysenterie, mais guérirent.

Nous ne ferons que mentionner les autres maladies des animaux dans lesquelles les injections intraveineuses de collargol ont donné également de bons résultats ; les phlegmons, la gourme des chevaux, la fièvre catarrhale maligne des bovidés, la septicémie, la paraplégie des poulains.

IV. EMPLOI DE L'ARGENT COLLOÏDAL CHEZ L'HOMME.

Les cas dans lesquels le collargol a été employé avec succès chez l'homme n'ont pas été rapportés en moins grand nombre. Ils sont cependant moins démonstratifs pour la plupart en raison le plus ordinairement de l'insuffisance de détails.

Credé dans sa première communication signalait surtout les bons résultats obtenus dans la lymphangite, les phlegmons, la septicémie, les processus septiques secondaires. Il montre que l'on peut au moyen des frictions faire avorter les phlegmons traités avant suppuration. Là où le pus est formé, l'emploi du collargol ne saurait dispenser de l'intervention chirurgicale ; mais il n'en est pas moins utile pour hâter la guérison.

Wolfrom, Parsons, Werler, Greiner, Custom, Jacobi, Dworetzky, Schlossmann, Kronfeld, etc., confirment les bons effets du collargol dans les phlegmons, lymphangites, érysipèle, appendicite. Des observations nombreuses montrent l'efficacité de l'argent colloïdal en frictions ou injections intraveineuses dans les infections puerpérales. En Amérique, Jones, Polak, Steiger, Marx, etc. ; en Allemagne, Heinsheimer, Peters, Hüffel, Viett, Müller, Goldmann, Mansbach, Flatau ; en Autriche, Geiringer, Woyer ; en Roumanie, Tofft.

La phlegmatia alba dolens dont la parenté est si grande avec les infections puerpérales, a bénéficié maintes fois aussi de l'emploi du collargol (Herzfeld, Peters).

Dans tous les cas qui précèdent, il s'agit de maladies plus ou moins sous la dépendance des agents pyogènes, staphylocoques ou streptocoques ; les seuls qui au début paraissaient à Credé justiciables du traitement par l'argent colloïdal.

Ces mêmes organismes pouvaient encore être incriminés dans une certaine mesure dans les scarlatines graves (Credé, Schlossmann), les pseudo-rhumatismes infectieux ou rhumatismes persistants (Credé, von Niessen), les tuberculoses avec fièvre hectique (Credé).

Schirmer fit connaître dès 1898, neuf cas de méningite cérébro-spinale épidémique guéris par les frictions de collargol, cas auxquels il faut joindre ceux de Devoe, de Kelly, etc.

Deux cas de charbon chez l'homme guéris par des injections intraveineuses du collargol ont été rapportés par Fischer et par Schragge.

Müller de Bütow, signale les heureux effets des injections intraveineuses chez plus de trente malades. A côté des maladies déjà mentionnées nous voyons figurer la pneumonie, la fièvre typhoïde, la pleurésie sérofibrineuse, le rhumatisme articulaire aigu grave.

Nous mentionnerons enfin les observations de guérison d'endocardite infectieuse grave rapportées par Wenckebach [9] et par Klotz. L'efficacité des injections intraveineuses dans ces cas ne saurait être mise en doute, et les détails suffisamment précis qui accompagnent les observations permettent de se rendre un compte très précis de l'utilité de ces interventions.

On voit que la méthode de Credé a fait du chemin dans ces cinq ans. Les progrès n'ont cependant pas été aussi prompts qu'il aurait été désirable, et nous ne croyons pas qu'il en ait été fait usage dans notre pays ; nous constatons aussi qu'en Allemagne la médication n'a trouvé que difficilement accès dans les universités et même dans les grands hôpitaux.

Si l'on cherche les raisons de ces difficultés, nous les trouvons de divers côtés.

En premier lieu les recherches expérimentales ne donnent pas pour la plupart des résultats très probants. Sans doute, l'argent colloïdal est bactéricide ; mais il n'exerce cette action qu'à dose très forte et au bout d'un temps fort long. Son action empêchante est certainement plus marquée, mais elle ne suffit évidemment pas à expliquer les bons effets signalés en clinique. Dans les infections expérimentales le collargol n'a généralement donné que des échecs.

Ces premières objections ont certainement une grande valeur. Elles ne doivent pourtant pas faire renoncer à l'emploi de l'argent colloïdal. Les analogies entre les maladies expérimentales des petits animaux et les maladies spontanées de l'homme sont plus spécieuses que réelles. La pathologie comparée nous montre au contraire que dans les maladies des grands animaux les effets de l'argent colloïdal ne sont pas douteux. Les expériences *in vitro* ne peuvent éclairer que sur les propriétés bactéricides de l'argent colloïdal, et nous verrons plus loin que ces propriétés n'expliquent qu'une partie et probablement la moins importante de l'efficacité de la médication.

Un certain nombre de médecins, après avoir employé le collargol, ont éprouvé des échecs qui leur ont fait considérer le médicament comme inutile. Les plus notables sont Baginsky, Stromayer et Osterloh.

Baginsky a traité par les frictions au collargol treize scarlatines graves et a eu seulement trois guérisons. Chez quelques-uns de ses malades les applications ont cependant été suffisamment répétées dix-huit jours et même vingt-sept jours.

Stromayer de Halle cite un grand nombre de cas de diverses natures : affections puerpérales, suppurations locales, pleurésies purulentes, scarlatine, diphtérie, phlegmon. Il croit que toutes les fois que la suppuration est réalisée, l'intervention chirurgicale est nécessaire. Le collargol ne pourrait arrêter que les inflammations dans lesquelles le pus n'est pas encore formé.

Osterloh cite des cas d'infection puerpérale, traités sans succès par des injections intraveineuses. Un certain nombre des insuccès des auteurs précédents tient peut-être à ce que l'emploi du collargol n'a pas toujours été fait avec assez de suite, qu'on ne s'est pas conformé aux règles, qu'on a commencé le traitement trop tard.

Nous ne pensons pas, du reste, qu'il faille attribuer à la publication de ces insuccès un rôle considérable.

Si l'emploi du collargol n'a pas, depuis 1897, fait autant de progrès qu'il eût été désirable, c'est surtout, à notre avis, parce que les observations de succès publiées n'ont été le plus souvent rapportées qu'en quelques lignes, sans permettre au lecteur d'apprécier assez exactement la part de la médication dans les bons résultats obtenus.

Ce n'est qu'à la fin de 1901 et dans le courant de 1902 que les observations médicales bien complètes, faciles à suivre sont publiées. Nous citerons tout particulièrement les deux observations de charbon chez l'homme, de Fischer et de Schragge, et les observations d'endocardite infectieuse guérie, de Wenckebach et de Klotz.

V. OBSERVATIONS PERSONNELLES, EFFETS DE LA MÉDICATION.

Nous avons déjà employé l'argent colloïdal dans un grand nombre de cas et nous ne pouvons qu'être fort impressionnés par l'action heureuse de ce médicament : 1° chez beaucoup de malades qui nous paraissaient bien difficilement guérissables et qui ont été rétablis rapidement (endocardite infectieuse, infection puerpérale, diphtérie hypertoxique) ; 2° dans des cas moins désespérés où la convalescence est apparue beaucoup plus rapidement que d'ordinaire ; enfin, 3° dans des cas où la marche de la maladie ne nous a semblé que peu modifiée, mais où l'état général s'est amélioré d'une façon sensible.

L'un de nous [10] a rapporté déjà un certain nombre de ces cas : péricardite, pneumonie avec épanchement pleural purulent, fièvre typhoïde, scarlatine, diphtérie grave, méningite cérébro-spinale, tuberculose aiguë pneumonique, infection purulente. Nous avons traité depuis ou vu traiter, avec non moins de succès, des cas de suppurations diverses, d'ostéomyélite, d'appendicite, d'infection puerpérale, d'endocardite infectieuse, d'endocardite et de chorée rhumatismale, de grippe, d'érythème noueux, de phlébite, de bronchopneumonie, de gangrène à forme bronchopneumonique, de dilatation bronchique, de pleurésies sérofibrineuses et purulentes, d'otites, d'angines. On voit qu'il s'agit de maladies très diverses dans lesquelles interviennent des agents pathogènes variés, et qu'en somme le collargol paraît agir dans la plupart des maladies infectieuses. MM. Renon et Louste, Montard-Martin et Thaon, Thiroloix ont fait connaître des résultats tout aussi heureux dans la fièvre typhoïde et dans la pneumonie. MM. Bucquoy, Joffroy, Darier, Hudelo, Guinon, Launois, Marguet, Coudray, Weil, Seligmann, Dabout, Bénard, Rosenthal, Louis Dupré de Charenton, etc. nous ont fait part de résultats également favorables.

Nous n'hésitons pas à en conseiller l'emploi dans la plupart des maladies infectieuses, qu'il s'agisse d'infections franches ou d'infections associées, telles que les pyohémies, les septicémies, l'infection puerpérale généralisée ou atténuée (phlegmatia alba dolens), l'endocardite infectieuse, la méningite cérébro-spinale, les scarlatines graves, les diphtéries associées, les fièvres typhoïdes séreuses, certaines tuberculoses à forme pneumonique, la pneumonie, les broncho-pneumonies, les rhumatismes à tendance viscérale, la grippe, l'appendicite.

L'action du collargol sera marquée dans certains cas par un abaissement très rapide de la température ; c'est parfois dans la journée qui suit la friction ou l'injection intraveineuse que l'on verra se produire cette chute, mais souvent aussi elle ne se fera que progressivement par lysis et peut ne se dessiner qu'après plusieurs jours.

Il se produit en outre très rapidement une modification heureuse de l'état général, et le malade accuse une sensation de bien-être et de l'appétit, il repose et ne tarde pas à présenter tous les signes de la convalescence. Credé a bien noté ces modifications et dit que *les modifications de l'état général et de l'état local en vingt-quatre heures sont souvent si marquées qu'elles stupéfient ceux qui les constatent pour la première fois.* Néanmoins il faudra bien savoir que le plus souvent les choses se passeront beaucoup moins rapidement, on n'attendra pas du collargol des effets pour ainsi dire miraculeux, tout en considérant cet agent comme un médicament des plus utiles qui rendra les plus grands services dans un grand nombre de cas, et même dans certains de ceux qui paraîtront désespérés. Pour obtenir ces résultats, on ne craindra pas de répéter les frictions pendant un certain temps, il sera souvent utile d'en faire deux ou trois par jour ; enfin il ne faudra pas considérer l'injection intraveineuse comme un moyen dangereux, ne pas hésiter à y avoir recours dans tous les cas qui paraîtront vraiment graves, et à les répéter aussi longtemps que cela sera nécessaire.

Credé affirme avec insistance qu'il y a avantage à ce que la maladie soit traitée dès le début par cette méthode et les résultats nous ont semblé d'autant meilleurs que le collargol avait été administré plus tôt. Son emploi ne dispensera pas d'ailleurs des autres traitements habituels consacrés par l'expérience ; et comme son usage n'a jamais été nocif, puisqu'on n'a même jamais noté d'argyrisme il pourra presque toujours être donné très tôt.

Mais si l'action thérapeutique de l'argent colloïdal ne nous paraît pas discutable, nous serons beaucoup moins affirmatifs pour ce qui est de la nature de son action.

VI.   EXPÉRIMENTATION   ;   MÉCANISME   DE L'ACTION DU COLLARGOL.

Au point de vue expérimental on a fait des recherches beaucoup plus nombreuses sur l'argent métallique que sur l'argent colloïdal, mais les résultats obtenus *in vitro* ont été identiques pour les deux formes d'argent.

Après que Miller eut remarqué le premier l'action empêchante pour le développement des microbes des préparations d'or qui servent à l'obturation des dents cariées, Behring eut l'idée de rechercher l'action réciproque des différents métaux et des microbes. Ses expériences portèrent sur les bacilles du charbon, de la morve, de la diphtérie, du choléra, de la fièvre typhoïde, sur le bacille pyocyanique qu'il mit en présence de l'or, de l'argent, du mercure, du cuivre, du nickel, du zinc, de l'étain, du plomb et du fer ; il remarqua que les métaux les plus actifs au point de vue antiseptique étaient l'or, l'argent et le mercure, et il expliqua cette action antiseptique par la formation de combinaisons métalliques toxiques. Schill reprit et confirma ces expériences en établissant de plus le pouvoir bactéricide particulièrement intense du thallium. Pour Bolton, au contraire, le platine, l'argent et l'antimoine étaient inactifs, tandis que le bismuth, le magnésium et le cadmium ont des propriétés bactéricides. Il est admis aujourd'hui qu'au point de vue de l'action antiseptique l'argent vient au quatrième rang, après le thallium, le cadmium et le cuivre, avant le sublimé.

Si l'on place une lame d'argent métallique sur une couche d'agar ensemencée, on voit les microbes se développer sur le milieu de culture sauf au niveau du point de contact avec le métal et dans une étendue plus ou moins grande suivant les cas, étendue dont Beyer a même proposé de tenir compte pour apprécier la virulence des microbes. Si l'on enlève la lame métallique et si l'on ensemence à nouveau les régions demeurées stériles, celles-ci resteront indemnes ; il persiste donc une substance bactéricide que Credé et Beyer ont démontré être le lactate d'argent.

D'ailleurs si la lame d'argent est suffisamment mince on la voit se dissoudre, alors que si le milieu est stérile, le métal reste intact indéfiniment, ce qui prouve qu'il a été attaqué par une substance sécrétée par les microbes, substance qui d'après Credé ne serait autre que l'acide lactique et qui se formerait aussi bien au niveau des plaies que dans les bouillons de culture. En réalité, il n'est pas absolument prouvé que cette action antiseptique soit due au lactate d'argent, et tout ce que l'on peut dire, c'est que la formation du lactate d'argent constitue le premier stade d'un processus chimique qui aboutit à la destruction des microbes dans les cultures [11].

L'argent colloïdal a également une action bactéricide ainsi que l'ont montré Baldoni, Brunner, Beyer et Cohn. Baldoni a pu tuer le staphylococcus albus en vingt minutes, l'aureus en trente minutes, le streptococcus pyogenes en trente-deux minutes avec une solution à 1 pour 100. Cohn avec une solution à 1 pour 30 détruit le staphylococcus aureus en dix heures, le streptocoque pyogène en huit heures, le bacille de Loeffler en six heures, la bactéridie charbonneuse non sporulée en quatre heures. Les chiffres de Cohn sont sensiblement analogues à ceux de Brunner (douze heures pour le staphylococcus aureus avec la solution à 1 pour 30).

Nous voyons donc en somme que l'action bactéricide du collargol n'est pas très intense, mais il n'en est pas de même de son action empêchante qui est considérable.

Du sérum sanguin ou du bouillon de viande dans lesquels de l'argent colloïdal a été dissous demeurent stériles pendant des mois, même dans les conditions les plus défavorables (Beyer). Le staphylococcus aureus ne se développe pas dans les milieux ayant reçu 1 de collargol pour 2000 (Credé), pour 5000 (Cohn), pour 6000 (Brunner). Ces résultats sont absolument conformes à ceux qu'a obtenus Raulin avec le nitrate d'argent, et pour Beyer cette propriété empêchante jouerait un rôle dans la thérapeutique quand l'argent colloïdal se trouve dans l'organisme vivant.

Behring a obtenu avec les sels d'argent de très beaux résultats dans des infections expérimentales, mais nous n'y insisterons pas, car nous ne nous occupons ici que de l'argent pur et même seulement sous la forme allotropique colloïdale [12]. Pour ce qui est de l'argent colloïdal, Beyer a pu avec des injections de cette substance arrêter l'infection d'animaux inoculés avec des staphylocoques dorés très virulents. Des expériences analogues entre les mains de Brunner, de Cohn, de Trommsdorff ont donné de moins beaux résultats.

L'absorption de l'argent colloïdal par la peau a été prouvée expérimentalement puisqu'on a pu le déceler dans les couches profondes de l'épiderme (Baginski) et même dans les viscères (Klimmer) ; en injection sous-cutanée le collargol est absorbé, mais beaucoup plus lentement, bien que Beyer rapporte un cas où huit jours après une injection sous-cutanée chez un lapin il ne put déceler le collargol au niveau du point injecté.

La plupart des auteurs (Klimmer, Beyer) admettent que l'argent colloïdal s'élimine par la voie intestinale, quel que soit le mode d'introduction dans l'organisme.

Après l'injection intraveineuse il disparaît très vite de la circulation ; le collargol reste d'ailleurs en solution parfaite dans le sang et ne semble y provoquer aucune altération durable. Disons cependant que, suivant Brunner [13], on observerait une leucocytose croissante environ après six heures, qui atteindrait son maximum au bout de vingt-quatre heures et aurait disparu au bout de deux jours. D'ailleurs on ne trouve pas non plus pendant très longtemps le collargol dans les organes ; c'est surtout dans la rate, le rein et l'intestin qu'on peut le déceler pendant un certain temps, et, si l'animal est sacrifié peu de temps après l'injection, on en trouve de notables quantités dans le foie (Beyer).

Nous n'insistons pas davantage sur toutes ces expériences, car nous avons déjà cité assez longuement les résultats obtenus en médecine vétérinaire, qui nous paraissent infiniment plus intéressants, puisque ces maladies des animaux domestiques ressemblent bien plus à celles de l'homme que les infections expérimentales des rongeurs de nos laboratoires.

Mais quel peut être le mécanisme de l'action de l'argent colloïdal ? Nous croyons qu'*il ne faut pas l'attribuer exclusivement aux propriétés antibactériennes de l'argent* comme l'a pensé Credé. Sans doute l'argent est un antiseptique, mais les expériences que nous avons déjà signalées de Brunner, de Cohn, et même de Beyer semblent établir que sous la forme colloïdale, le pouvoir antibactérien de l'argent est moindre que celui des diverses combinaisons de ce métal.

Nous croyons aussi que l'action empêchante de l'argent colloïdal n'est pas suffisante pour expliquer tous les effets, et nous pensons que pour une part, sans doute beaucoup plus grande, il faut faire intervenir le *pouvoir catalytique, analogue à celui des ferments*, que présentent les métaux à l'état de division extrême (mousse de platine) ou à l'état colloïdal (métaux colloïdaux), ainsi que l'a déjà exprimé Wenckebach.

Il existe toute une série de travaux des plus intéressants sur les propriétés particulières des métaux colloïdaux, spécialement étudiées par Bredig et ses collaborateurs depuis 1900, et que nous ne pouvons que résumer.

Bredig [14], a montré que le platine à l'état colloïdal se comporte à tous les points de vue comme un véritable ferment, ferment inorganique, accélérant par sa présence à doses infinitésimales des transformations chimiques de même ordre que celles dans lesquelles interviennent les ferments figurés et les ferments organiques. La décomposition de l'eau oxygénée, ce réactif classique des ferments, est accélérée par la présence du platine colloïdal dans une proportion de 1 pour 70 millions.

La marche de la décomposition au contact du platine colloïdal est hâtée ou retardée comme celle des ferments solubles, suivant que l'on modifie la température, la lumière, la réaction acide ou alcaline.

Chose plus surprenante encore, l'activité du platine colloïdal est paralysée par la présence de traces infimes de substances toxiques. Presque tous les poisons des globules rouges, qui sont des poisons pour les ferments organiques et les toxines, empoisonnent également le platine colloïdal. Il suffit d'une proportion de 1 pour 21 millions d'acide cyanhydrique, de 1 pour 12,800,000 d'iodure, de 1 pour 25 millions de sublimé, pour réduire de moitié la vitesse de décomposition de l'eau oxygénée au contact du platine colloïdal. Il s'agit bien d'un véritable empoisonnement et non de la formation d'une combinaison de platine avec le cyanogène, dépourvu de pouvoir catalytique, car Raudnitz a montré que si l'on fait disparaître l'acide cyanhydrique, le platine colloïdal reprend ses propriétés.

Ce qui est vrai du platine colloïdal l'est aussi de l'or colloïdal et des autres métaux colloïdaux.

On ne saurait être surpris que l'arrivée dans le sang d'éléments doués de propriétés aussi actives, entraîne des modifications importantes et extrêmement promptes, et, sans pouvoir dire encore en quoi elles consistent, nous sommes en droit d'affirmer qu'elles doivent jouer un rôle très important parmi les effets de l'argent colloïdal.

Nous avons naturellement porté notre attention sur les modifications présentées par le sang de nos malades à la suite de l'emploi de l'argent colloïdal, soit en injections intraveineuses, soit en frictions. Ces recherches ont porté aussi bien sur la teneur du sang en bactéries que sur le nombre et la qualité des éléments figurés. Si dans certaines circonstances nous avons pu noter une disparition rapide des bactéries (staphylococcus albus dans le sang d'une endocardite infectieuse), si, dans d'autres, la réaction leucocytaire est devenue celle de la convalescence, nous avons vu d'autres cas dans lesquels ces modifications ont manqué. Nos recherches ne permettent donc pas encore de préciser le mode d'action de l'argent colloïdal.

NOTES

1. J. RAULIN : Études chimiques sur la végétation ; Annales des sciences naturelles. Botanique, 1869, XI.
2. CREDÉ et BEYER : Silber und Silbersalze als Antiseptica ; Leipzig, 1896. - CREDÉ : Silber als Antisepticum in chirurgischer und bakteriologischer Beziehung ; Congrès des chirurgiens allemands, 1896.
3. Il n'existe pas à notre connaissance de publication spéciale d'Halsted sur l'emploi de l'argent en chirurgie ; mais nous savons que beaucoup de médecins ont vu cette méthode en usage à John Hopkin's Hospital et en ont constaté les bons résultats. La pratique de Halsted a inspiré Lamouroux qui, en 1896, c'est-à-dire la même année que Credé a introduit en thérapeutique le baume d'argent, et invoqué également l'autorité du chirurgien de Baltimore.
4. CREDÉ : Silber als inneres und ausseres Antisepticum ; Arch. f. klin. Chir. 1897. Lösliches metallisches Silber als Heilmittel ; Klin. Therap. Woch. 1898, avril. Löslicher Silber als inneres Antisepticum. Berl. Klin. Woch. 1901. Die Behandlung septischer Erkrankungen mit intravenüsen (arg. Coll. Injectionen). Arch. f. klin. Chir. 1903. LXIX.
5. CREDÉ : Die Prophylaxie der Sepsis bei Laparotomies und bei Eingriffer am Uterus. Monat f. Geb. u. Gyn. 1898, VIII.
6. DIECKERHOFF ; Die Behandlung der Blutfleckenkrankheit des Pferdes mit Argentum colloïdale. Berliner thierärztliche Wochenschrift, 1898.
7. EVERS ; Berliner thierärztliche Wochenschrift, 1898.

8. **STAMPFF** ; Zeitschrift für Thiermedicin, 1902, Février.

9. **WENCKEBACH** ; Eine wirksame Behandlung der septischen Endocarditis ; Therapie der Gegenwart, 1902, Février.

10. **NETTER** ; Efficacité de l'argent colloïdal dans le traitement des maladies infectieuses. Soc. Méd. Des hôp., séances des 12 décembre 1902, 19 décembre 1902, 26 décembre 1902, 16 janvier 1903.

11. **SOULIER et DOR** ont montré récemment que dans l'expérience de Raulin l'argent métallique agirait en se transformant partiellement en composés antiseptiques. Lyon médical, 1902, Juillet.

12. Nous avons laissé systématiquement de côté dans cette étude au point de vue clinique comme au point de vue théorique toutes les applications des composés d'argent.

13. **BRUNNER** : Fortschr. d. Med. 1900, n° 20.

14. **BREDIG** : Anorganische Fermente ; Leipzig, 1901.

Parus aux Éditions Nielrow

Dépôt légal : avril 2018

www.ingramcontent.com/pod-product-compliance
Lightning Source LLC
Chambersburg PA
CBHW060502210326
41520CB00015B/4060